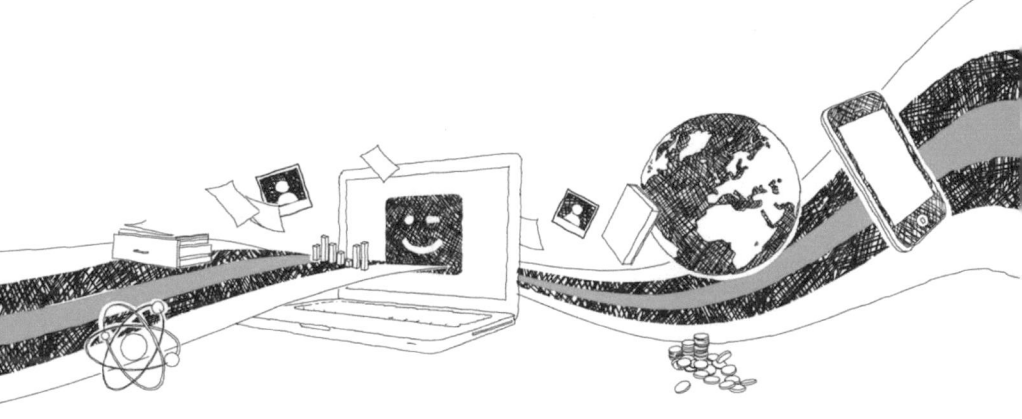
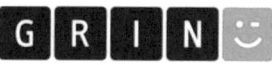

Bibliografische Information der Deutschen Nationalbibliothek:

Die Deutsche Bibliothek verzeichnet diese Publikation in der Deutschen National-
bibliografie; detaillierte bibliografische Daten sind im Internet über http://dnb.d-
nb.de/ abrufbar.

Impressum:

Copyright © 2015 GRIN Verlag, Open Publishing GmbH
Druck und Bindung: Books on Demand GmbH, Norderstedt Germany
ISBN: 978-3-668-10037-4

Dieses Buch bei GRIN:

http://www.grin.com/de/e-book/311290/fallstudie-zur-leberausleitung-bei-chroni-
schem-muedigkeits-und-erschoepfungssyndrom

Max Ande

Fallstudie zur Leberausleitung bei chronischem Müdigkeits- und Erschöpfungssyndrom

GRIN Verlag

GRIN - Your knowledge has value

Der GRIN Verlag publiziert seit 1998 wissenschaftliche Arbeiten von Studenten, Hochschullehrern und anderen Akademikern als eBook und gedrucktes Buch. Die Verlagswebsite www.grin.com ist die ideale Plattform zur Veröffentlichung von Hausarbeiten, Abschlussarbeiten, wissenschaftlichen Aufsätzen, Dissertationen und Fachbüchern.

Besuchen Sie uns im Internet:

http://www.grin.com/

http://www.facebook.com/grincom

http://www.twitter.com/grin_com

Fallstudie zur Leberausleitung bei chronischem Müdigkeits- u. Erschöpfungssyndrom

Modul: **Modul 19 a**
Kurs: **Ausleitungsverfahren**
Studienstandort: Ismaning

Student/in:	Maximilian Ande
Studiengang:	Komplementärmedizin
Semester:	7

Abgabe am:	14.03.2015

Inhalt

1. Abstract

Hintergrund: Ein Müdigkeits- und Erschöpfungssyndrom stellt bei Menschen, die aufgrund ihrer beruflichen Situation erhöhtem Stress ausgesetzt sind häufig eine frühe Form von Burnout dar. Nach einer Umfrage des in der Beratung tätigen Unternehmens Gallup empfinden 36 Prozent der deutschen Arbeitnehmer eindeutige Stresssymptome in ihrem Beruf. 21 Prozent der Befragten geben an, dass sich der während der Arbeit generierte Stress im Verlauf eines Monats mehrere Male negativ auf das familiäre Leben auswirkt.[1] Da es sich bei dieser Problematik also um ein häufig auftretendes Phänomen handelt, besteht eine gute Forschungslage mit vielfältigen Interventionsmöglichkeiten.

Falldarstellung: Beschrieben wird die Vorgehensweise zur Therapie eines beginnenden Burnouts, das sich durch ein bereits bestehendes Müdigkeits- und Erschöpfungssyndrom darstellt. Der zu therapierende Patient ist ein 49 jähriger Politiker, der aufgrund der Bekleidung verschiedener politischer Ämter erhöhtem Stress ausgesetzt ist, was sich jedoch nicht in pathologischen Organbefunden oder gravierenden Veränderungen der Laborwerte äußert. Es findet eine alternativmedizinische Intervention in Form einer Ausleitungstherapie mit Infusionen und Phytotherpeutika statt. Ergänzend wird für den Patienten ein Downshiftingkonzept erstellt. Nach Beendigung der Therapie konnte eine signifikante Verbesserung der Lebensqualität erreicht werden.

Schlussfolgerung: Krankheiten deren Symptome sich auf psychischer Ebene äußern können häufig auf Störungen im Organsystem zurückgeführt werden. Im vorliegenden Fall deuten die Symptome auf eine Störung der Leber hin deren Behandlung durch die Komplementärmedizin für einen Therapieerfolg unerlässlich ist.

2. Einleitung

Die beschriebene Erschöpfungssymptomatik des Patienten besteht bereits seit 3 Jahren. Die bisherigen zur Diagnosefindung eingesetzten Testverfahren beschränken sich lediglich auf die physiologische Ebene. Trotz der bestehenden Symptomatik kommt es

---

[1] Vgl. Rp-online 2014

nicht zur Überweisung an einen Psychiater. Des Weiteren werden die Laborwerte als nicht interventionsbedürftig interpretiert, weshalb eine Behandlung der Leber ausbleibt. Bei Entlassung wird dem Patienten geraten beruflich kürzer zu treten. Eine solche Fehlinterpretation der Symptomatik mit dem alleinigen Rat zu mehr Ruhe führt im Allgemeinen zur Verschlimmerung der Symptome und stellt im Fall von Burnout ein gängiges Problem dar.[2]

3. Patienteninformation/Therapeutische Intervention

Im vorliegenden Fall handelt es sich um einen 49 jährigen männlichen Patienten mit einem Gewicht von 80 kg und einer Körpergröße von 184 cm. Aus diesen Daten lässt sich ein Body-Mass-Index-Wert von 24 ableiten, wodurch das Verhältnis von Gewicht zu Körpergröße des Patienten im Normbereich liegt.[3] Der Patient lässt sich nach Kretschmer dem Konstitutionstyp des Athleten zuordnen, was sich auch mit seiner vollwertigen Ernährungsweise deckt.[4] Die Sozialanamnese des Patienten zeigt, dass die gesellschaftlichen Erwartungen die Wahrnehmung der beruflichen Pflichten beeinflussen, was eine Transformierung der ursprünglich äußeren Zwänge zu inneren Zwängen erkennen lässt. Georg Simmel geht von der Annahme aus, dass sich die Identität eines Menschen zu einem großen Teil über den Schnittpunkt seiner sozialen Kreise definiert. Da der in dieser Fallbeschreibung thematisierte Patient außerhalb des Berufs wenig Zeit für andere Aktivitäten hat und des Weiteren als allein lebender Mann eine wenig ausdifferenzierte Familienstruktur aufweist, ergibt sich aus diesen Faktoren eine als pathologisch einzustufende Identität die Simmel als brüchig definiert. Nach den Gesellschaftsforschungen von Ulrich Beck besteht als weiterer pathogener Faktor eine Dysbalance zwischen Familien- und Erwerbsbiographie.[5], [6] Die psychische Situation lässt sich demnach als instabil beschreiben. Das Hauptsymptom bildet ein nach Aussage des Patienten schon drei Jahre bestehendes, chronisches Müdigkeits- und Erschöpfungssyndrom, das auf beruflichen Stress durch die Bekleidung mehrerer politischer Ämter zurückzuführen ist. Aus den Ergebnissen einer internistischen Untersuchung lassen sich keine schwerwiegenden organischen Befunde ableiten. Die Laboruntersuchung ergibt eine mäßige Dyslipidämie (LDL-Anteil von 165mg/dL), also eine

---

[2] Vgl. Pharmazeutische Zeitung 2015

[3] Vgl. Doppelherz 2012

[4] Vgl. Hipa

[5] Vgl. Simmel (1890)

[6] Vgl. Beck (1994)

Störung des Lipidstoffwechsels bei dem die Konzentration von Triglyceriden und Cholesterin im Blut von der Norm (LDL-Anteil zwischen 70 und 130 mg/dL) abweicht.[7] Des Weiteren kann eine Gamma-GT Erhöhung auf 30 U/l und ein Hämatokrit-Wert von 47,6 % festgestellt werden. Bei der Gamma-Glutamyl-Transferase handelt es sich um ein Toxin abbauendes Leberenzym, dessen Normwert sich aufgrund verschiedener Einschätzungen nicht genau bestimmten lässt.[8] Der Hämatokrit-Wert wird durch den Anteil an Erythrozyten im Blut bestimmt und liegt bei einem gesunden Mann zwischen 36 und 48 Prozent.[9]

Aufgrund der bestehenden Symptomatik lässt sich beim vorliegenden Fall eine Störung des Organsystems der Leber ableiten. Müdigkeit, Erschöpfung sowie der erhöhte Gamma-GT-Wert stellen Indizien für eben diese Diagnose dar. Des Weiteren generieren berufliche Belastungen Stress, der sich ebenfalls negativ auf Funktion und Leistungsfähigkeit dieses Organs auswirkt.[10, 11]

Dieser Diagnose entsprechend ergibt sich folgender Therapieplan.

Therapieform	wie oft	wie lange	warum
Infusionen	2x wöch.	5 Wochen	Entgiftung der Leber
Mariendistel	tgl. 400 mg	6 Wochen	Schutz der Leber
Downshifting	Nach Ermessen des Psychotherpeuten		Burnoutprävention

Die in der Tabelle Angegebene Infusionstherapie dient der biologischen Leberentgiftung. Dabei werden insgesamt 10 Infusionen intravenös verabreicht. Eine Infusion setzt sich aus folgenden Komponenten zusammen: hepa-loges als Hauptkomponente (ein Homöopathisches Kombipräparat aus Taraxocum D4, Quania amara D6, Lycopodium D4, Myrica cerifera D5 und Chelidonium D4), uro-loges, veno-loges, gastri-loges, Vitamin C, Selen und ein B-Vitamin-Komplex.[12, 13]

Bei der Mariendisteltherapie ist der die Leber schützende Stoff das in der Pflanze enthaltene Silymarin. Schon Paracelsus empfiehlt Silybum marianum aufgrund dieser Wirkung gegen die von ihm als inneres Stechen bezeichnete Störung der Leber. Gottfried

---

[7] Vgl. Alere

[8] Vgl. jameda

[9] Vgl. jameda

[10] Vgl. Heilpraktiker Kusterer

[11] Vgl. Gesundheit 2013

[12] Vgl. Dr Kerling

[13] Vgl. loges

Rademacher bestätigt durch seine Forschungen bezüglich der Wirkung von Silymarin im Zusammenhang mit dem Organsystem der Leber im 19ten Jahrhundert die Richtigkeit dieser Erkenntnisse. Die durch das Phytotherapeutikum hervorgerufene Schutzwirkung der Leber wird durch eine tägliche Gabe von 200 bis 400mg Sailymarin gewährleistet.[14] Die Einnahme des Mariendistelpräparats erfolgt in beiderseitigem Einverständnis in Eigenmedikation durch den Patienten selbst.

Um einem bevorstehenden Burnout vorzubeugen findet auch eine Intervention auf psychischer Ebene statt. Hierfür wir der Patient an einen Psychotherapeuten überwiesen, der in Zusammenarbeit mit dem Patienten ein an ihn angepasstes Downshiftingkonzept entwickelt. Ziel des Downshiftings ist es beruflichen Druck abzubauen, um so eine Stressreduktion herbeizuführen. Dieser Effekt kann durch die Initiierung eines Berufswechsels oder durch den kontinuierlichen Abbau von Arbeitszeit herbeigeführt werden.

Grundlegende Fragen zur Entwicklung eines individuellen Downshiftingkonzepts stellen sich wie folgt dar:

- Empfindet der Patient seine momentane Tätigkeit als sinnvoll?
- Sind zwischenmenschliche Beziehungen von gegenseitiger Wertschätzung getragen?
- Achtet der Patient auf seine Gesundheit und fühlt er sich gesund?
- Geht der Patient Tätigkeiten nach an denen er geistig und spirituell wächst?
- Empfindet der Patient gewisse Lebensbereiche als zu kompliziert?
- Reichen finanzielle Rücklagen für die Durchführung eines geeigneten Downshiftings?
- Wie wird das Umfeld des Patienten auf das Downshifting reagieren?
- Wie viel Arbeitszeitabbau ist genug?

Die Erstellung dieses individuellen Profils schafft ein Bewusstsein über die momentane Lage des Patienten und ermöglicht eine optimale Intervention seitens des Therapeuten.[15]

Um das Therapiekonzept abzurunden werden ergänzende Verfahren eingeleitet die der Genesung des Patienten zuträglich sind und sich wie folgt präsentieren.

---

[14] Vgl. Dr Gumpert 2014

[15] Vgl. Downshifting 2012

- **Erstellung einer Leberdiät:**
- Hypokalorische und Fettarme Ernährung

- **Einschränkung des Medikamentengebrauchs:**
- Verzicht auf leberschädigende Medikamente (z.B. Umckaloabo) oder Schmerzmittel (z.B. Paracetamol, Metamizol, Aspirin)

- **Schröpfbehandlungen:**
- Stressabbau durch Entspannung, Muskeldetonisierung, Durchblutungsförderung, Verbesserung der Ausleitung gelöster Toxine

[16, 17]

Um das Resultat beziehungsweise den Erfolg der Therapie überprüfen zu können wird von Beginn bis zur Beendigung der Behandlung über einen Zeitraum von sechs Wochen jeweils einmal pro Woche ein Rhythmogramm erstellt. Durch die hierbei erfassten Daten ist es möglich die gegenwärtige heart-rate-variability zu bestimmen. Hierfür wird ein Messgerät mittels Gurt im Brustbereich angebracht. Dieses Gerät benötigt circa zehn Minuten für die Erhebung der erforderlichen Daten. Vor dem Beginn der Messung sollte der Patient in einen Zustand der Ruhe versetzt werden. Die HRV beschreibt die Variabilität oder Flexibilität des Herzens, also die Fähigkeit den Zeitabstand zwischen zwei Schlägen optimal an die inneren und äußeren Gegebenheiten anzupassen. Die Herzfrequenzvariabilität lässt dahingehend Rückschlüsse auf das momentan vorherrschende Stressniveau des Patienten zu. Im Rhythmogramm werden die Zeitabstände zwischen den einzelnen Herzschlägen in msec erfasst und wie bei einer mathematischen Funktion miteinander verbunden. Pro Rhythmogramm werden insgesamt 520 Blutdruckintervalle erfasst und mit der Dauer der einzelnen Herzschläge kombiniert. Der im Zuge dessen entstehende Graph macht eine Interpretation der gegenwärtigen HRV möglich. Je größer der Unterschied zwischen den einzelnen RR-Abständen ist, desto mehr Variabilität weißt der Graph auf. Der Graph zeigt also inwieweit das Vegetativum zur situativen Anpassung des Herzschlags fähig ist. Der Grund für die Messung der HRV in Ruhe ist auf die in diesem Zustand größtmöglich zu beobachtende Variabilität zurückzuführen. Der Organismus möchte im Ruhezustand möglichst wenig

---

[16] Vgl. Leber-info 2014

[17] Vgl. My campus berlin 2014

Energie verbrauchen, deshalb schlägt das Herz nur so oft wie gegenwärtig erforderlich ist.

Beim Ein- und Ausatmen oder bei kleinen Bewegungen im Ruhezustand schlägt das Herz für einen kurzen Moment schneller und gleich darauf wieder langsamer um den Zustand der Energieeinsparung aufrecht zu erhalten. Diese Tempowechsel von langsam auf schnell und umgekehrt werden durch das parasympathische System moduliert, da dieses auf elektrophysiologischer Ebene schneller als das sympathische System reagiert. Zeigt sich im Graph also wenig Variabilität ist dies auf die Beherrschung des Vegetativums durch den Sympathikus zurückzuführen. Bezogen auf den Organismus bedeutet dies, dass das Herz immer auf einem gewissen Leistungsniveau bleibt um dieses aufrecht zu erhalten. Es ist nichtmehr in der Lage situativ zu reagieren und in einen für die Erhaltung der Gesundheit nötigen Ruhemodus zu wechseln.[18], [19]

Das Rhythmogramm des behandelten Patienten präsentierte sich bei Behandlungsbeginn wie folgt.

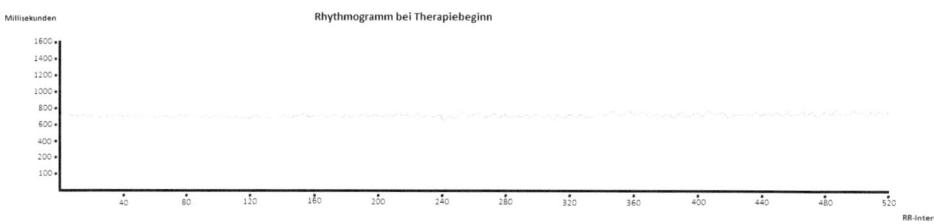

Nach der therapeutischen Intervention konnte eine positive Entwicklung festgestellt werden. Die Variabilität im Rhytmogramm hat sich erhöht, was auf eine Reduktion des Stressempfindens des Patienten zurückzuführen ist.

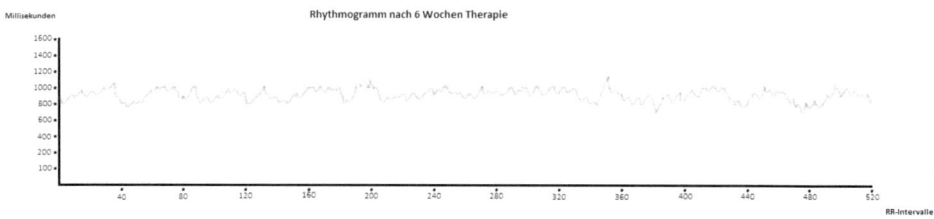

---

[18] Vgl. Prävention-Bonn 2015

[19] Vgl. Vnsanalyse 2015

4. Diskussion

Es war im Fall dieses Patienten wichtig so zu intervenieren, dass durch die Therapie nicht noch zusätzlicher Stress generiert wird. Dadurch dass die Verabreichung des Mariendistelpräparats in Eigenmedikation erfolgen konnte waren wöchentlich maximal drei Stunden Therapieaufwand von Seiten des Patienten in Bezug auf Infusions- und Psychotherapie zu leisten. Das Rhythmogramm hatte sowohl diagnostischen als auch therapeutischen Wert. Durch die im Rhythmogramm visuell erkennbare Verbesserung des Gesundheitszustands, die auch für den Patienten selbst einfach nachzuvollziehen war, wurde dieser im Glauben an den Erfolg der Therapie bestärkt, was wiederum einen positiv Effekt auf die Therapie an sich bewirkte. Da dem Patienten infolge des Diagnosegesprächs die Wichtigkeit einer schnellen Intervention bewusst war, gab es bei der Durchführung der selbigen keine Probleme.

5. Zusammenfassung

Der Patient hat insgesamt sehr gut auf die Therapie reagiert sodass eine signifikante Verbesserung des Befindens graphisch nachweisbar, als auch durch den Patienten selbst berichtet wird. Die Erfolge des Outcomes wurden im Gespräch mit dem Patienten selbst als auch durch die Auswertung der gesammelten HRV-Werte bewertet. Zum Termin des Follow-ups bei dem der Patient in einem Gespräch zu seinem gegenwärtigen Befindlichkeitszustand befragt wurde berichtete dieser von einer anhaltenden Genesung. Auch der beim Follow-up durgeführte HRV-Test erbrachte eine normale Reaktion des Organismus auf den Einfluss von Stressoren.

Er nahm regelmäßig die besprochene Dosis des Mariendistelpräparats ein. Des Weiteren reagierte er positiv auf die Infusionstherapie. Es konnten keine Unverträglichkeiten oder Komplikationen die mit den verwendeten Mitteln oder dem Verabreichungsprozess der Infusionen an sich in Verbindung stehen festgestellt werden. Auch auf psychischer Ebene konnten im Austausch mit dem behandelnden Psychiater positive Entwicklungen zu verzeichnen werden. Dem Patienten ist nach sechs Wochen Behandlung bewusst, dass die Verbesserung des Gesundheitszustands nur von Dauer sein kann, wenn eine Änderung auf beruflicher Ebene vollzogen wird. Der Patient befindet sich nach neusten Erkenntnissen in einem Prozess der Niederlegung diverser politscher Ämter. Er möchte weiterhin in der Politik tätig sein, jedoch nur in der Ausführung eines einzigen Amtes. Auch in Bezug auf sein Ernährungsverhalten ist dem Patienten die Notwendigkeit des Handels bewusst. Er achtet auf eine kalorien- und fettarme Ernährung. Generell hat die

Therapie das Gesundheitsbewusstsein des Patienten positiv beeinflusst. Er ist sich darüber hinaus auch über die schädliche Wirkung seiner momentanen sozialen Situation bewusst und möchte diese durch die Registrierung bei diversen Partnerbörsen verändern. Die Therapie dieses Patienten mit seiner bisherigen Krankengeschichte bei der die vorliegende Problematik lange nicht erkannt wurde zeigt, dass Stress ein noch immer unterschätzter pathogener Faktor der Gesellschaft des 21. Jhd ist. Er lässt einen Menschen das Gefühl für den eigenen Körper verlieren und versetzt den Betroffenen so in einen Zustand in dem Alarmsignale des Körpers nichtmehr wahrgenommen werden können. Der vorliegende Fall lässt erkennen, dass die Komponenten Psyche und Physis ein eng miteinander in Verbindung stehendes System bilden, dass durch die Störung eines einzelnen Bereichs aus dem Gleichgewicht gebracht werden kann. Ein pathogener Faktor auf der psychischen Ebene kann wie im oben beschriebenen Fall Auswirkungen auf die körperliche Ebene haben und diese kann dann die psychische Situation zusätzlich verschlechtern. Wenn Kenntnis über die die negative Wirkung auslösende Ursache besteht kann das System des Organismus wieder in Balance gebracht werden. Störungen in einzelnen Organsystemen können oft alternativmedizinisch behandelt werden, da hier vermehrt ursächlich und nicht symptomatisch behandelt wird.

6. Patienteneinwilligung

Die privaten Rechte des behandelten Patienten wurden durch die Erstellung dieses Fallberichts nicht verletzt. Der Patient wurde über die Erstellung und Veröffentlichung dieses Fallberichts unter dessen Einwilligung informiert.

7. Literaturverzeichnis

1. RP-online (2014): Stress im Beruf -
Mehr als jeder Dritte kann nicht mehr, http://www.rp-online.de/leben/beruf/stress-im-beruf-jeder-dritte-kann-nicht-mehr-aid-1.4584085 (abgerufen am 10.03.2015).

2. Pharmazeutische Zeitung(2015): Pta Forum -Burn-out Umstrittene Diagnose, http://ptaforum.pharmazeutische-zeitung.de/index.php?id=5885 (abgerufen am 10.03.2015).

3. Doppelherz (2012): BMI-Rechner, http://www.doppelherz.de/diaet-special/bmi-rechner.html?erid=1423234296105213901&gclid=CJzhifXlzcMCFWSWtAod01AA2A (abgerufen am 10.03.2015).

4. Hipa: Typologien, http://www.hipa.at/psycho/typologien.htm (abgerufen am 10.03.2015).

5. Georg Simmel (1890): Über soziale Differenzierung: Soziologische und psychologische Untersuchungen, Erstauflage, S. 100 ff., Duncker & Humblot, Leipzig.

6. Ulrich Beck & Elisabeth Beck-Gernsheim (1994): Riskante Freiheiten: Individualisierung in modernen Gesellschaften, Erstauflage, Suhrkamp Verlag.

7. Alere: Dyslipidämie, http://www.alere.com/de/de/area-of-interest/cardiovascular/dyslipidemia.html (abgerufen am 10.03.2015).

8. Jameda: Gamma-GT im Blut, http://www.jameda.de/laborwerte/gamma-gt-im-blut/ (abgerufen am 10.03.2015).

9. Jameda: Hämatokrit, http://www.jameda.de/laborwerte/haematokrit/ (abgerufen am 10.03.2015).

10. Heilpraktiker Kusterer: Sonja Kusterer, Der Schmerz der Leber - ist die Müdigkeit!, http://www.heilpraktiker-kusterer.de/index.php/der-schmerz-der-leber-ist-die-muedigkeit (abgerufen am 10.03.2015).

11. Gesundheit (2013): Leber: Störungen und Schäden frühzeitig erkennen, http://www.gesundheit.de/krankheiten/druesen-und-hormone/leber/leber-wenn-das-wichtigste-organ-stoerungen-meldet-kann-der-schaden-schon-gross-sein (abgerufen am 10.03.2015).

12. Dr. Kerling: Dr. Wolfgang Kerling, Aufbau- und Regenerationskuren, http://www.drkerling.de/leistungsspektrum/gesundheitsleistungen/therapie/aufbau-regenerationskuren.html (abgerufen am 10.03.2015).

13. Loges: hepa-loges® N Injektionslösung– Unterstützung für Leber und Galle, http://www.loges.de/praeparate/hepa-loges-n-ilo/ (abgerufen am 10.03.2015).

14. Dr. Gumpert (2014): Dr. Nicolas Gumpert, Mariendistel, http://www.dr-gumpert.de/html/mariendistel.html (abgerufen am 10.03.2015).

15. Downshifting (2012): Arnd Corts, Downshiften aber wie? Kleiner Downshifting Leitfaden, http://www.downshifting.eu/Downshifting.pdf (abgerufen am 10.03.2015).

16. Leber-info (2014): Richtige Ernährung bei Lebererkrankungen, http://www.leber-info.de/therapie/richtige_ernaehrung/index.jsp (abgerufen am 10.03.2015).

17. Hochschule für Gesundheit und Sport, Technik und Kunst (2014): Prof. Dr. Nikolaus Stosiek, Ausleitungsverfahren, https://elearning.my-campus-berlin.com/course/view.php?id=4673 (abgerufen am 10.03.2015).

18. Prävention Bonn (2015): Medizinische Stress- und Burnoutdiagnostik, http://www.praevention-bonn.de/stress-und-burnoutmedizin (abgerufen am 10.03.2015).

19. VNS-Analyse (2015): HRV Parameter -
Rhythmogramm, Histogramm und Streudiagramm,
http://www.google.de/imgres?imgurl=http%3A%2F%2Fwww.vnsanalyse.de%2Ffiles%2Fu
serdata%2FAuswertung%252520der%252520Messdaten%2FRhythmogramm_schlecht.jp
g&imgrefurl=http%3A%2F%2Fwww.vnsanalyse.de%2Fde%2Fvns-
analyse%2Fauswertung-der-
messdaten.html&h=240&w=800&tbnid=U9FjblbJjWk6HM%3A&zoom=1&docid=URbBJW
x_1FQpGM&ei=BLH2VI-
IDYHjOM_MgIgE&tbm=isch&iact=rc&uact=3&dur=448&page=1&start=0&ndsp=13&ved=0
CCMQrQMwAQ (abgerufen am 10.03.2015).

BEI GRIN MACHT SICH IHR WISSEN BEZAHLT

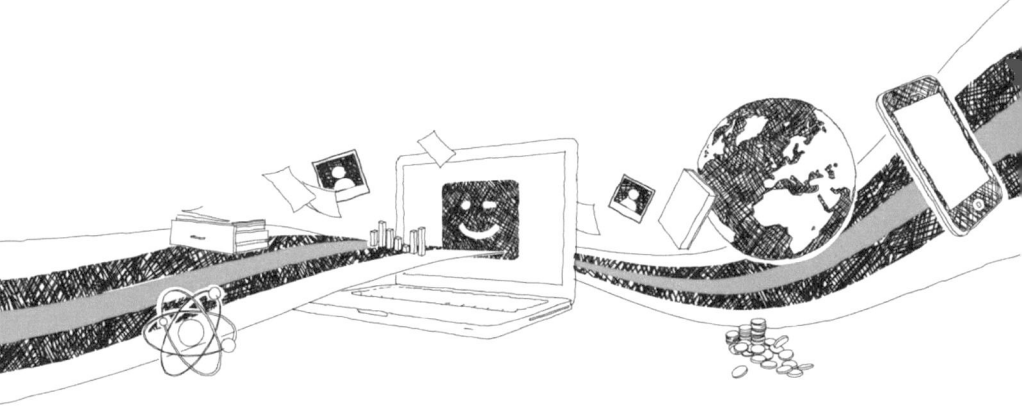

- Wir veröffentlichen Ihre Hausarbeit, Bachelor- und Masterarbeit

- Ihr eigenes eBook und Buch - weltweit in allen wichtigen Shops

- Verdienen Sie an jedem Verkauf

Jetzt bei www.GRIN.com hochladen und kostenlos publizieren

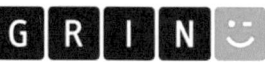